PATHOGÉNIE

DES

KYSTES MÉDIANS DU COU

D'ORIGINE CONGÉNITALE

Par le Dr J. VOITURIEZ,

Maître de Conférences de Chirurgie à la Faculté libre
de Médecine de Lille,
Vice-Président de la Société anatomo-clinique.

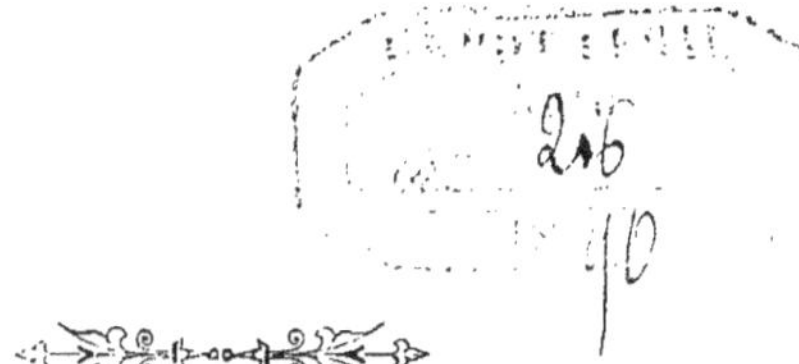

LILLE,

AU BUREAU DU *JOURNAL DES SCIENCES MÉDICALES*,

56, RUE DU PORT.

—

1890.

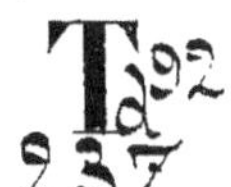

PATHOGÉNIE

DES

KYSTES MÉDIANS DU COU

D'ORIGINE CONGÉNITALE

Par le Dr J. VOITURIEZ,

Maître de Conférences de Chirurgie à la Faculté libre
de médecine de Lille,
Vice-Président de la Société anatomo-clinique.

La pathogénie des kystes dermoïdes présente encore bien des obscurités. La vérité est, qu'ils offrent des variétés de siège, en rapport avec des différences d'origine et qu'une même explication pathogénique ne convient pas à tous.

Cependant, on peut faire remarquer d'abord, que ce ne sont jamais des formations purement conjonctives, uniquement mésodermiques, et qu'ils ont pour caractère essentiel l'existence dans leur intérieur d'une couche épithéliale ayant, soit l'aspect de l'épiderme cutané, soit d'un revêtement muqueux. De là le nom de kystes, soit dermoïde, soit mucoïde, que leur donne le professeur Lannelongue, suivant la structure histologique de leur épithélium.

La région du cou et de la face est, par excellence, le lieu d'élection des kystes dermoïdes. Mais il est nécessaire de faire, dès le début, une distinction fondamentale entre les kystes *latéraux* et les kystes *médians*. Les kystes latéraux sont en rapport avec la formation des bourgeons faciaux et doivent être considérés comme le résultat de l'inclusion de portions d'épiderme, au moment où se fait la soudure des bourgeons faciaux et cervicaux entre eux, par suite d'un défaut de coalescence en certains points.

Les kystes médians du cou, au contraire, ne s'expliquent pas aussi aisément. La théorie de Verneuil et Cusset, qui les fait naître aux dépens d'un pincement épidermique, par suite de la soudure des arcs pharyngiens sur la ligne médiane, ne leur est pas applicable; en effet, des recherches plus précises de His, faites exclusivement sur des embryons humains, ont modifié les idées sur la formation et l'évolution des fentes et des arcs pharyngiens.

M. Quenu, dans sa thèse d'agrégation, a donné d'ailleurs un bon résumé de l'état actuel de la science à cet égard (1).

Il nous faut donc, avant de pouvoir comprendre la pathogénie des kystes médians congénitaux du cou, rappeler brièvement les données embryologiques indispensables. Nous le ferons le plus simplement possible (2).

Si l'on examine la région du cou chez un embryon humain de 5 à 6 millimètres, on constate d'abord que la région cervicale postérieure, correspondant à la nuque, est extrêmement développée, les régions latérales sont aussi visiblement déssinées, mais ce qui sera la partie antérieure du cou ne se voit pas à vraiment parler; il n'existe entre le bourgeon maxillaire et la cavité cardiaque, qu'une fissure, une dépression profonde, régnant en avant et latéralement. Ce fait tient à la flexion, complète alors, de la tête sur la face antérieure du tronc. Ce n'est que plus tard que, la déflexion de la tête s'effectuant, le menton se détachera en quelque sorte du thorax et la région antérieure du cou sera constituée. L'on ne peut rien comprendre

---

(1) Des arcs branchiaux chez l'homme. Paris, 1886.

(2) Cette description repose principalement sur l'étude des magnifiques planches de l'atlas de His : *Anatomie menschlicher Embryonen* (1885), et sur une communication manuscrite, qu'a bien voulu nous faire l'éminent professeur de Leipsig (9 juillet 1889).

au développement de la région cervicale, si l'on ne tient pas compte de ce changement important.

His donne le nom de *sinus prœcervicalis* à cette dépression profonde antérieure et latérale, qui sépare la tête du tronc et à laquelle il fait jouer un rôle important dans le développement, puisqu'il la considère comme le rudiment du thymus. C'est, soit dit en passant, à la persistance partielle de cette fente que sont dues les *fistules congénitales*, remontant jusqu'au voisinage de l'os hyoïde et venant s'ouvrir à l'extérieur, au voisinage de l'articulation sterno-claviculaire. Ces faits n'ayant qu'un rapport éloigné avec le sujet qui nous occupe, nous n'y insistons pas.

La face latérale du cou chez l'embryon est alors d'une forme triangulaire : la base correspondant à la nuque, le sommet en avant, aboutissant à la soudure des maxillaires inférieurs. A cette époque, cette surface n'est pas plane, mais présente quatre bourrelets qui constituent les arcs pharyngiens ; ces bourrelets sont dus uniquement à l'épaississement local du tissu mésodermique; dans leur intérieur passent les *arcs aortiques*. Entre chaque bourrelet, divergeant en arrière, convergeant en avant, il y a, au contraire, raréfaction du tissu mésodermique sous forme de fissure ou dépression : ce sont les fentes branchiales. Nulle part, d'après His, ces dépressions ne seraient perforées ; nulle part, elles ne font communiquer l'extérieur avec la cavité pharyngienne, *chez l'embryon humain*. Aussi, au nom de fentes branchiales, préfère-t-il celui de *sillons branchiaux*.

Les arcs branchiaux, sauf le premier, ne vont pas à la rencontre l'un de l'autre sur la ligne médiane ; ils restent séparés l'un de l'autre par un espace mésodermique, assez considérable et de forme triangulaire; c'est dans l'épaisseur de cet espace que se fait la division du tronc aortique.

Telles sont les connaissances que permet d'acquérir un examen superficiel de l'embryon. Mais si l'on cherche à examiner la fosse buccale et la saillie intérieure qu'y font les arcs pharyngiens, on acquerra de nouvelles et précieuses indications.

L'on peut s'en faire une idée en examinant les *reconstructions*, faites un peu schématiquement par His. Si l'on fait une coupe verticale et transversale de la face et du cou et que l'on examine la coupe du dedans, on observe les faits suivants :

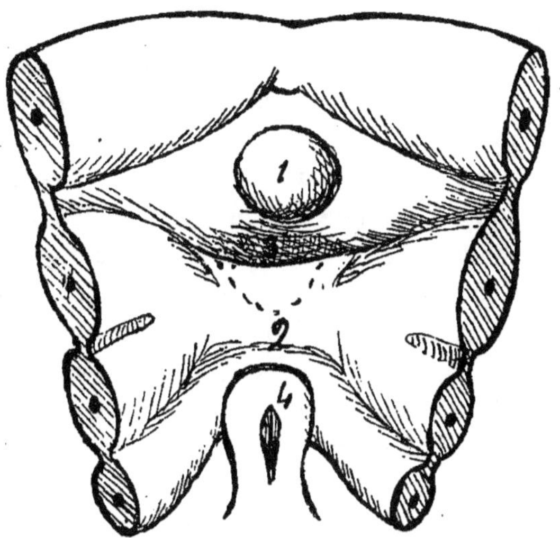

Fig. 1. — Coupe frontale, d'après His.

1 Tuberculum impar, rudiment du corps de la langue.
2 Pièce intermédiaire, rudiment de la base de la langue.
3 Orifice du conduit thyréoglosse.
4 Furcula, rudiment de l'épiglotte.

Les bourgeons maxillaires inférieurs sont soudés en avant sur la ligne médiane.

Les 2ᵉ et 3ᵉ arcs pharyngiens proéminent dans la cavité buccale ; ils sont soudés l'un à l'autre sur le même côté et réunis avec ceux du côté opposé à l'aide d'une *pièce intermédiaire*. Ces diverses formations circonscrivent en avant un espace losangique médian. Au centre de cet espace losangique, s'élève une saillie en mamelon. C'est le *tuberculum impar*, dont le développement deviendra très important.

Les 4ᵉ arcs pharyngiens sont aussi séparés l'un de l'autre par une saillie médiane dite *furcula*, rudiment de l'épiglotte et de l'orifice du larynx. A la limite inférieure de cet arc se trouve de chaque côté de la furcula une dépression cavitaire, tapissée d'épithélium, comme d'ailleurs toute la fosse buccale : c'est le *fundus branchialis*, qui, pour His, est le rudiment d'abord creux, des lobes latéraux du corps thyroïde.

Ces données topographiques bien comprises, nous pouvons maintenant décrire les formations, dont la persistance partielle donne lieu aux tumeurs congénitales, aux *tératomes* de la région médiane du cou.

Entre le *tuberculum impar* et la *pièce intermédiaire* existe une dépression, un cul-de-sac plus ou moins profond, qui, tapissé d'épithélium, constitue un peu plus tard un organe tubulé qui est le rudiment du *lobe moyen* du corps thyroïde.

Le tuberculum impar, lui, joue un rôle considérable dans la formation de la langue. Il faut, en effet, au point de vue embryologique, diviser la langue en deux parties, l'une antérieure et l'autre postérieure ; nous verrons d'ailleurs que cette division est exacte au point de vue de l'anatomie descriptive, et aussi de la physiologie de cet organe.

La portion antérieure ou *corps de la langue* se développe aux dépens du *tuberculum impar* ; la portion postérieure, ou *base de la langue*, se développe aux dépens de la *pièce intermédiaire*. Ces deux portions sont donc primitivement séparées ; elles ne s'unissent qu'au 2ᵉ mois. Entre elles, se trouve le rudiment tubulé du lobe moyen du corps thyroïde. Plus tard les deux portions de la langue se soudent, et la ligne de soudure se fait par une ligne brisée à angle ouvert en avant. A cet angle correspond l'orifice du canal qui aboutit au rudiment du corps thyroïde. Jusqu'à la fin du deuxième mois, ce canal persiste dans la langue et peut être poursuivi jusqu'au niveau de l'os hyoïde. Plus tard, il s'oblitère, mais il en reste des traces, ainsi que nous le verrons.

Le *corps de la langue* constitue sa portion *papillaire*. Il a pour limite extrême le V lingual avec ses papilles caliciformes. Il est surtout innervé par le nerf lingual.

La base de la langue, constitue sa portion *glandulaire* ; elle est innervée uniquement par le glosso-pharyngien.

Nous avons dit que ces parties étaient primitivement séparées par un canal qui aboutissait au lobe thyroïde moyen (5e semaine). A cause de son rôle et de sa situation, on donne à ce canal revêtu d'épithélium, dont le rôle physiologique se révèlera plus tard, le nom de canal *thyreoglosse* ou encore de *ductus lingualis*.

Ce conduit s'oblitère très vite ; son cul-de-sac terminal seul conserve une valeur physiologique (lobe médian du corps thyroïde). Mais il est rare, on le sait, que ces organes transitoires, ne laissent pas de leur présence, une trace, un vestige dans l'économie, même à l'état normal. C'est ce que l'on peut observer, en effet, dans le cas présent.

Si nous reconstituons hypothétiquement sur un adulte le canal thyréoglosse, nous devons lui reconnaitre trois parties :

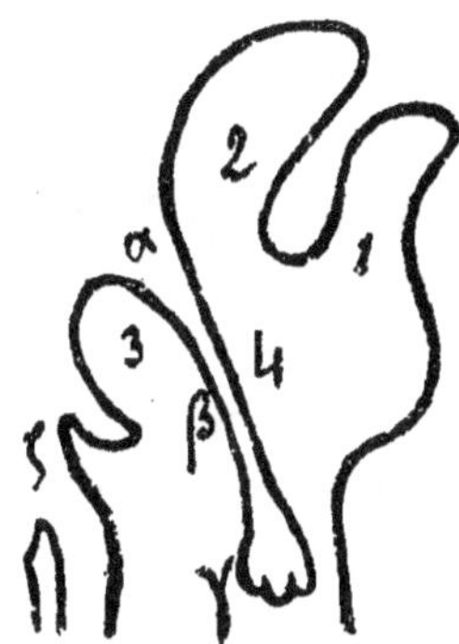

FIG. 2. — Coupe antéro-postérieure (schéma).

1 Bourgeon maxillaire inférieur.
2 Corps de la langue, aux dépens du tuberculum impar.
3 Base de la langue (pièce intermédiaire).
4 Conduit thyréoglosse α segment lingual, β segment moyen, γ segment thyroïdien.
5 Epiglotte (furcula).

1º Une portion linguale (*ductus lingualis*) α.

2º Une portion intermédiaire (correspondant chez l'adulte

à la région sus et sous-hyoïdienne médiane, région en quelque sorte, absente chez l'embryon jeune, mais qui n'en existe pas moins virtuellement) β.

3° Une portion thyroïdienne (lobe moyen du corps thyroïde) γ.

Ces trois portions peuvent, chez l'adulte, être représentées, subsister à l'état de vestiges et devenir le point de départ de tératomes.

Segment lingual. — Ce segment lingual est toujours représenté sur l'homme adulte par le *foramen cœcum*. Le foramen cœcum n'est pas, en effet, comme le veulent les Anatomies descriptives classiques, une papille caliciforme terminale, mais un simple orifice situé à la pointe du V lingual et dont la signification embryologique est tout autre. Il représente l'extrémité du ductus lingualis. Bochdalek (1) a décrit, sous le nom de *ductus excretorius linguœ*, un fin canal qui fait parfois suite à cet orifice et qu'il a retrouvé 13 fois sur 50. Sa longueur est de 15 à 28 $^m/_m$. His en a vu se prolonger jusque dans le voisinage de l'os hyoïde.

Indépendamment de ces sortes de fistules borgnes, le *ductus lingualis*, en s'oblitérant, peut donner lieu à des kystes situés dans l'intérieur même de la langue ; ces kystes souvent tapissés d'épithélium à cils vibratiles sont assez communs. Lannelongue (2), Neumann, Verchère et Denucé (3) en ont rapporté des exemples.

Bland Sutton (4) a même cité une tumeur intra-linguale ayant la structure du corps thyroïde et en rapport avec l'évolution tardive de l'épithélium d'une portion aberrante du canal.

---

(1) Uber das Foramen cœcum der Zunge, 1866.
(2) In Revue de Hayem, T. 29, p. 693.
(3) Soc. anatom. de Paris, 1885.
(4) British medical Journal, 1889.

Segment thyroïdien. — La portion terminale du canal thy-réoglosse donne par son cul-de-sac naissance au lobe moyen du corps thyroïde; mais sa portion ascendante n'est pas complète-ment absente et son représentant anatomique est la *pyramide* de Lalouette. Dans certains cas, cette pyramide remonte jus-qu'au bord de l'os hyoïde, s'y attache, et, dans un fait cité par His, elle était creusée intérieurement d'un canal.

Segment intermédiaire. — Ce segment intermédiaire com-prend tout ce qui est sous la langue et au-dessus du corps thy-roïde ; c'est la région du canal qui fait défaut le plus géné-ralement, aussi on ne rencontre guère de ses vestiges que tératologiquement. Cependant Zuckerkandt, Kadyi ont vu des glandes thyroïdes accessoires, disposées sur la ligne médiane, au nombre de 4 ; l'une siégeant au-dessus de l'os hyoïde, les autres en dessous, mais toujours au-dessus du corps thyroïde proprement dit.

Ce sont-là des vestiges de ce que nous appelons le segment intermédiaire du canal *thyréoglosse.*

Enfin, c'est encore à ce segment qu'il faut rapporter les kystes médians sus-hyoïdiens et du plancher de la bouche. Ces kystes ont été observés depuis longtemps et décrits par M. Verneuil (1), qui en donnait une pathogénie différente.

S'il s'agissait là d'un pincement épidermique médian, comme le veut M. Verneuil, on ne s'expliquerait pas : 1° la profondeur de ces kystes qui sont situés sous la couche musculaire, sous la sangle mylo-hyoïdienne ; 2° leur adhérence intime à l'os hyoïde ; 3° la nature de leur épithélium qui est souvent à cils vibratiles. De plus, nous avons vu que les arcs pharyngiens, correspondant à cette région du cou, n'allaient pas se rejoindre sur la ligne médiane.

L'observation, que nous publions plus loin avec détails, a trait à un kyste de ce genre. Certains kystes sous-hyoïdiens

---

(1) Soc. anatom., 1872, T. 47 ; et Ozenne : Arch. gén. de méd., 1883.

médians congénitaux ont évidemment une cause analogue et il ne faut pas toujours incriminer, dans ce cas, la bourse séreuse thyro-hyoïdienne.

Enfin une belle observation, publiée à la *Société anatomique* par Blachez en 1856, avait trait à un kyste de toute la portion intermédiaire ; proéminant d'un côté sous la muqueuse de la base de la langue, il descendait de l'autre jusqu'au corps thyroïde ; le fait avait été observé sur un fœtus.

Nous conclurons de cette courte étude que le conduit thyréoglosse, formation transitoire dans l'économie, ne disparaît pas complètement chez l'adulte : il y est représenté par des vestiges constants. En outre, on observe pathologiquement un grand nombre de tératomes du cou, dont l'évolution est en rapport avec la mise en activité de débris épithéliaux, provenant du conduit thyréoglosse embryonnaire. Ces tératomes, qui ont pour caractère essentiel d'être toujours médians, occupent des sièges différents : langue, région sus et sous-hyoïdienne, région thyroïdienne, suivant le *segment* du canal qui leur a donné naissance.

OBSERVATION. — *Kyste dermoïde de la région sus-hyoïdienne médiane ; extirpation ; guérison ; examen de la pièce.*

Jeune fille de 17 ans, robuste, sans antécédents héréditaires morbides. Pas de malformation apparente.

Depuis 7 à 8 ans, on a constaté, en arrière du menton, l'existence d'une petite tumeur, grosse comme une noisette, sans adhérence à la peau, qui fut considéré par le médecin comme un ganglion hypertrophié ; il n'existait d'ailleurs aucun signe d'inflammation et point de douleur.

La tumeur resta stationnaire, jusqu'il y a un an. A cette époque, elle commença à augmenter graduellement de volume jusqu'au moment où nous l'examinons.

On constate, à présent, lorsque l'on fait redresser la tête de la malade, une tumeur saillante, régulièrement ovoïde, du volume d'un œuf de poule, et occupant la région sus-hyoïdienne médiane. Son grand axe est transversal, son petit axe antero-postérieur et exactement médian. La tumeur proémine en bas, reste à un centimètre en deçà du maxillaire inférieur, dont on sent le rebord sous la peau ; de même, elle est située tout entière en avant de la convexité de l'arc, formé par le corps de l'os hyoïde.

La peau n'a pas changé de coloration, n'est pas amincie et glisse facilement sous la tumeur sous-jacente. A la palpation, on sent la tumeur tendue et élastique, mais pas de fluctuation véritable.

En saisissant la tumeur entre les deux doigts suivant son grand axe, on peut lui imprimer un mouvement de latéralité, relativement étendu, limité d'ailleurs par la saillie des branches du maxillaire ; dans le sens antero-postérieur, pas de mobilité. L'exploration intra-buccale permet de reconnaître que la tumeur est contiguë au plancher de la bouche, mais elle ne proémine pas dans la cavité buccale et ne soulève pas la langue ; la mastication et l'élocution ne sont pas gênées. En faisant ouvrir fortement la bouche, comme dans le baillement, en déterminant ainsi la contraction des muscles mylo-hyoïdiens, on constate que la tumeur se trouve alors entièrement fixée et soulève le plancher buccal. Il est aisé d'en conclure que la tumeur a un siège profond et est située au-dessus du plan musculaire, constituée par la *sangle mylo-hyoïdienne*.

La forme régulière, arrondie de la tumeur, sa consistance, sa rénitence, l'absence de bosselure, font immédiatement penser à un kyste. D'un autre côté, le siège profond, *sous-musculaire*, fait éliminer l'idée d'une tumeur d'origine ganglionnaire, les ganglions sus-hyoïdiens médians étant situés sur un plan plus superficiel ; enfin, quoique la constatation de la tumeur n'ait pas été faite dès les premiers temps de la vie, ce défaut d'observation n'infirme en rien l'idée de kyste dermoïde ; ces kystes, d'origine congénitale, pouvant ne prendre de développement notable qu'à l'époque de l'adolescence.

Le diagnostic posé est donc : Kyste dermoïde sus-hyoïdien médian.

L'opération est pratiquée le 8 janvier 1889, par M. le professeur Duret.

Etant donnée l'adhérence fréquente de ces tumeurs à l'os-hyoïde, M. Duret fait une incision courbe, concave en avant, de façon à ce que la convexité de son incision se rapproche de la portion médiane de l'os hyoïde.

L'incision a une longueur d'environ 8 centimètres ; la lèvre antérieure est alors disséquée avec soin et l'on tombe sur le plan musculaire mylo-hyoïdien, formant une toile assez amincie, mais résistante ; en voulant séparer le muscle de la tumeur, on constate qu'il lui adhère intimement, surtout sur la ligne médiane, et l'on est obligé de disséquer assez laborieusement la région pour séparer le muscle de la paroi propre du kyste.

Pendant l'opération, une petite perforation se produit et il s'écoule une substance d'un jaune ambré, de consistance demi solide, sous forme d'un ruban étroit rappelant tout à fait le vermicelle cuit.

Enfin, l'énucléation de la tumeur est achevée à l'aide des doigts ; elle adhérait assez fortement au bord convexe de l'os hyoïde, dont le périoste est intact.

Suture minutieuse de la peau, au crin de Florence ; deux petits drains latéraux. Pansement à la gaze iodoformée.

Les suites opératoires sont des plus simples. Réunion par première intention ; pas d'élévation thermique.

EXAMEN DE LA PIÈCE. — Au point de vue macroscopique on voit les particularités suivantes :

Paroi externe. — Cruentée, irrégulière, çà et là des fibres musculaires, restées adhérentes à la surface du kyste.

Paroi interne. — Assez lisse, régulière, rosée, d'aspect plutôt muqueux ; en un point, l'on trouve une plaque ovalaire, d'un centimètre de longueur sur 5 à 6 millimètres de largeur, présentant une coloration d'un blanc mat, et d'aspect chagriné.

Contenu. — Substance épaisse, jaune, mélicérique. Pas de poils, ni de fragments osseux.

La pièce est plongée et durcie dans l'alcool absolu. L'examen microscopique de la plaque blanchâtre, fait obligeamment par M. le professeur Augier, donne lieu aux constatations suivantes :

Sur une coupe de la paroi, faite sur une assez grande étendue, on trouve au niveau de la plaque épaissie, un revêtement épithélial stratifié, semblable à la constitution de l'épiderme ; on y distingue une couche superficielle lamellaire, une couche moyenne composée de cellules polyédriques et, plus profondément, des cellules plus arrondies. Pas d'élevures papillaires, pas d'appendices, ni de follicules pileux.

Adossées à la face profonde du revêtement épithélial stratifié, on trouve de belles *glandes en grappe*. dont le conduit excréteur vient s'ouvrir à la surface interne du kyste. Ces glandes présentent un ou plusieurs lobules ; les cellules, qui revêtent la cavité de la glande, sont polyédriques, à protoplasma clair, très nettement réticulé, et à noyau arrondi, vésiculeux. On trouve trois à quatre glandes, à la fois, sous le champ du microscope.

La paroi sous-jacente est constituée par un feutrage épais de tissu conjonctif tassé ; et tout à fait en dehors on trouve çà et là des fibres musculaires striées provenant des muscles voisins.

L'examen histologique confirme de tout point le diagnostic de la nature *dermoïde* du kyste. Il n'y avait pas de productions pileuses, mais une abondance de glandes en grappe bien développées et typiques.

Notons enfin le siège profond *sous-musculaire* du kyste dermoïde, siège qui prête à certaines considérations pathologiques, sur lesquelles il fallait insister.

La structure épidermique de la paroi du kyste s'explique par ce fait, que l'épithélium primitif de la *fosse buccale* tout entière lui est fourni par une dépression, une invagination de l'ectoderme.

Lille Imp. L. Danel.

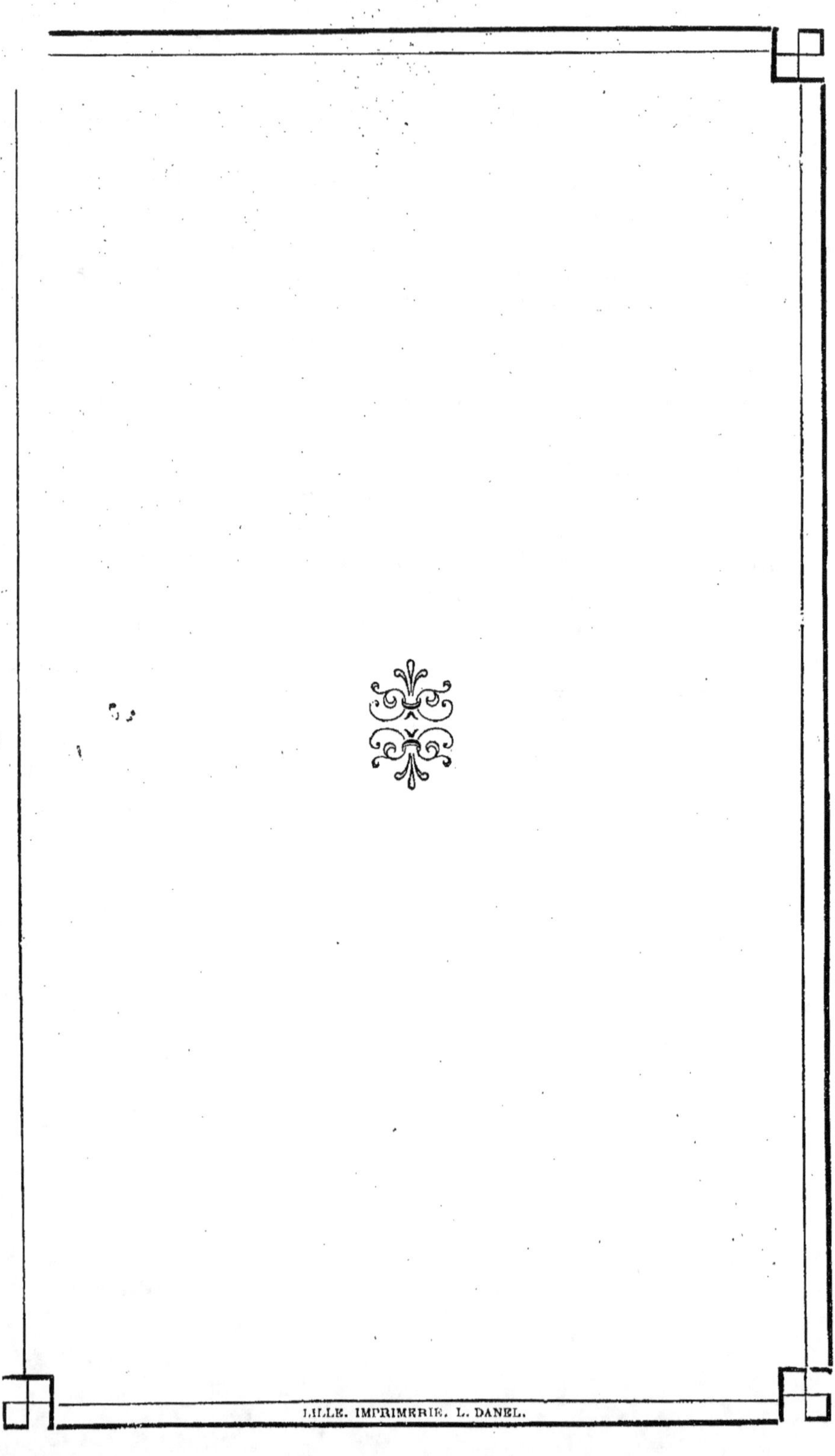

LILLE. IMPRIMERIE. L. DANEL.